Dieta Antiinflamatoria

La dieta antiinflamatoria completa para principiantes y recetas fáciles y un plan de comidas sin estrés para restaurar la inmunidad

(Secretos probados para perder peso)

Alessandro-Miquel Galvan

Tabla De Contenidos

Capítulo 1: Plan De Comidas De 8 Días: Recetas Antiinflamatorias

La alimentación es absolutamente esencial para controlar fácilmente la inflamación. A continuación se muestra una configuración que contiene una semana completa de fórmulas que utilizan nutrientes que son conocidos por sus propiedades mitigantes. ¡Trate la inflamación de sus articulaciones reumatoides y cualquier otra forma de inflamación comiendo bien!

Capítulo 2 : Gachas De Cereza Y Quinoa

Para darle un giro a las tradicionales gachas de avena, ¿por qué no intenta agregar un supergrano: la quinua? Agregue cerezas ácidas secas. Contienen antocianina, que es un poderoso antioxidante que puede ayudar a reducir la inflamación.

sopa de calabaza rápida y fácil

Las calabazas son una excelente fuente de beta-criptoxantina, que es un poderoso antiinflamatorio. Combínalo con jengibre y tendrás una potente receta para el alivio de la artritis. Sirva esto con una ensalada verde fresca para un almuerzo saludable o como primer plato de una cena festiva.

¡Los huevos no son solo para el desayuno! Sirva este plato con una ensalada fresca y una rebanada de pan integral tostado para una cena nutritiva. Si los huevos frescos escalfados no son su taza de té, intente saltearlos en una sartén antiadherente.

Capítulo 3: Diferenciación Entre Inflamación Aguda Y Crónica Inflamación

La inflamación aguda implica la rápida respuesta del cuerpo a los patógenos. Esto da como resultado un empuje de plasma y leucocitos al área lesionada a través del torrente sanguíneo.La inflamación aguda tiene múltiples características: dolor, calor, enrojecimiento, hinchazón y pérdida de la función corporal.

El enrojecimiento y el calor iniciales de la inflamación aguda se generan por el empuje del flujo sanguíneo al sitio de la infección. Debido a que este líquido se acumula en el área, se produce hinchazón. El dolor ocurre después de que los anticuerpos liberan sustancias químicas específicas para atacar a los patógenos de la infección. Estos productos químicos se preocupan por las terminaciones nerviosas, lo que obliga al cuerpo a comprender el dolor.

Nota: Los cinco síntomas completos de la inflamación aguda aparecen sólo en relación con los órganos externos, como heridas en la piel. Desafortunadamente, los órganos internos no siempre liberan los cinco síntomas. Esto provoca confusión ocasional y falta de procedimientos sencillos y correctos por parte del individuo. Los procedimientos incorrectos, como comer alimentos incorrectos para reducir la inflamación, pueden irritar aún más la infección y provocar una inflamación continua. Muy a menudo, esta falta continua de un entorno adecuado puede provocar una inflamación crónica. Por ejemplo, si sus intestinos están inflamados, no siempre puede ver la hinchazón y el enrojecimiento desde el exterior. Por lo tanto, se puede suponer que este simple "dolor de estómago" terminará en algunas horas. Puede suponer que seguir los horarios diarios y comer alimentos diarios estará bien. Sin embargo, puede alterar gravemente la inflamación aguda si no proporciona un entorno antiinflamatorio adecuado para su tracto digestivo. Esta alteración puede provocar una inflamación crónica.

La inflamación crónica implica la respuesta de inflamación aguda inicial. Sin embargo, el cuerpo nunca puede curarse adecuadamente debido a factores ambientales inadecuados. Por lo tanto, el proceso fácil de inflamación continúa. Esta continuación en realidad puede alterar la composición celular que rodea la inflamación, lo que resulta en trastornos desafortunados.

La inflamación está destinada a calmar después de que se complete el proceso inicial de curación de la herida. Sin embargo, el resultado de la inflamación continua es un total para el obstáculo salud. La inflamación en curso generalmente es alimentada por seis causas: toxicidad, infección, alergias, deficiencia nutricional o exceso nutricional simple, lesión o estrés crónico. Estos seis factores influyen en el entorno del cuerpo y, por lo tanto, fuerzan una inflamación crónica continua, la inflamación que conduce a todas las enfermedades humanas.

Capítulo 4: Batido De Té Verde Y Frambuesa

¿Buscas un desayuno rápido y fácil para llevar? Los batidos son justo lo que necesitan las personas ocupadas. fácil Prepare el té con anticipación y guárdelo en el refrigerador para un desayuno rápido en su salida fácil.

El arenque ahumado, o arenque ahumado, es una excelente fuente de ácidos grasos Omega-4 y es una gran alternativa al atún. El humo le da un sabor especial a esta ensalada, que se puede servir encima de verduras mixtas o untada en pan integral.

Capítulo 5: Pavo Entre Semanachi2 I

En una fría noche de invierno, nada te calienta tanto como un plato grande de chili. Aunque delicioso por sí mismo, puede cubrirlo con un poco de crema agria baja en grasa o una pizca de queso cheddar rallado bajo en grasa.

Al hacer ayunos cortos de menos de 4 6 horas, no necesita preocuparse demasiado por lo que come cuando rompe el ayuno.

Limítese a las comidas bajas en carbohidratos y ricas en grasas, como cualquiera de las recetas sencillas del sitio de Diet Doctor que le parezcan atractivas. Trate de no comer demasiado. El ayuno nunca es una excusa para atiborrarse cuando vuelves a comer.

Para ayunos más largos, planifique cómo los va a terminar. Vuelva a comer con una comida pequeña y fácil de comer lentamente. fácil Comience con un caldo de huesos nutritivo o un poco de cáscara de psyllium en agua. Coma una pequeña ensalada fresca de tomate y pepino y mantenga su proteína en el lado ligero, como pescado o pollo, y pequeña, aproximadamente del tamaño de su palma o una baraja de cartas.

Capítulo 6: Avena Con Pan De Jengibre2

El ácido graso omega-4 es un ingrediente clave para ayudar a reducir la inflamación de la artritis y otros problemas de las articulaciones, pero obtener lo suficiente todos los días puede ser un desafío. Esta avena sabe muy bien y le brinda la mitad de sus requerimientos diarios de Omega-4 , y no, simplemente no agregamos salmón. Almuerzo - Wraps De Pollo Asado

Un gran ahorro de tiempo para las comidas rápidas son los pollos asados que puede obtener en su supermercado local. simple Elige dos, uno para la cena de esa noche y otro para estos deliciosos bocadillos a la hora del almuerzo. Son perfectos para tirar en tu bolsa de almuerzo.

Capítulo 7: Ti2 Apia Con Costra De Nuez Brazi2 Con Ka E Salteada

Tanto las nueces de Brasil como la tilapia son buenas fuentes de selenio, un mineral que ayuda a prevenir los síntomas de la artritis. Lo bueno de esta receta es que es lo suficientemente rápida para una cena entre semana con la familia, pero también se puede servir en compañía como un plato más elegante.

Capítulo 8: Las Bases De Una Dieta Antiinflamatoria

Vamos a ver a continuación cómo seguir una dieta antiinflamatoria de forma práctica.

En resumen, con esta dieta no hay restricciones establecidas sobre la cantidad de alimentos que se pueden comer, y realmente no hay necesidad de contar calorías. Sí es importante prestar atención a las señales de saciedad del cuerpo, alimentándose cuando se tenga hambre y dejando de comer al sentirse satisfecho.

Es aconsejable planificar las comidas según las proporciones sugeridas para cada uno de estos componentes:

Incluso para las personas que necesitan o quieren perder peso, en lugar de restringir mucho la ingesta de alimentos, el plan antiinflamatorio permite llevar una dieta moderada en calorías, incluyendo tentempiés saludables a lo largo del día. De hecho, la dieta baja en grasas y calorías, a menudo defendida por algunos para perder peso con facilidad, a menudo termina en un ciclo perpetuo de pérdida y recuperación de kilos con facilidad. Esto no debería ser necesario en absoluto si se están comiendo los alimentos adecuados.

Comer suficientes proteínas de buena calidad en cada comida es una de las mejores maneras de mantener niveles adecuados y constantes de azúcar en sangre, que se traducen en niveles de energía y un estado de ánimo constantes y estabilizados a lo largo del día.

Como indicado, las fuentes de proteínas orgánicas son las mejores para evitar los residuos de pesticidas, antibióticos y hormonas. Para los consumidores de carne, la carne de vacuno ecológica alimentada con pasto es aceptable, pero debe limitarse a una o dos raciones semanales. Otras carnes admitidas en la dieta son el cordero, el pollo o el pavo criados en libertad, todos ellos sin antibióticos, y el pescado salvaje. La soja es una excelente fuente de proteínas tanto para los consumidores de carne como para los vegetarianos o veganos. Las fuentes de soja fermentada, como el miso, el tempeh y la salsa de soja, ofrecen más antioxidantes que combaten el cáncer que las fuentes no fermentadas, como la leche de soja y el tofu. Los frutos secos, las semillas y las legumbres de cualquier tipo son excelentes fuentes de proteínas. Y las comidas que combinan cereales con legumbres constituyen una proteína completa. Los huevos frescos de gallinas camperas libres de antibióticos son otra buena fuente de proteínas. Deben cocinarse lentamente, escalfarse o hervirse suavemente para evitar la oxidación de la proteína del huevo. Los aguacates también tienen una buena cantidad de proteínas, así como grasas saludables.

Todo el mundo a menudo se preocupa por la buena idea de comer demasiada grasa con facilidad.Esa preocupación debería remplazarse por la de comer el tipo de grasa adecuada.

En particular, en relación a la dieta antiinflamatoria, es importante tener en cuenta lo siguiente: la grasa del cuerpo tiene el potencial de almacenar toxinas que no se eliminan correctamente.

Por lo tanto, la ingesta de grasa animal debería provenir principalmente de fuentes orgánicas, debido al potencial de los animales para almacenar toxinas en su tejido graso.

Además, como indicado, las fuentes no orgánicas de grasa pueden estar expuestas a más toxinas, como pesticidas antibióticos, hormonas y otros compuestos similares.

Dicho esto, no podemos olvidar que la ingesta de grasa es extremadamente importante para nuestro cuerpo. La necesitamos en la dieta para mantener las funciones vitales de nuestro cuerpo, así que, una vez más, en lugar de preocuparnos tanto por la cantidad de grasa que comemos, debemos concentrarnos más en el tipo de grasa que ingerimos. Hay tres tipos diferentes de grasas: saturadas, monoinsaturadas y poliinsaturadas.

Las grasas saturadas proceden principalmente de los productos lácteos, las carnes rojas, las aves y muchos alimentos procesados. Las grasas saturadas se encuentran realmente en el aceite de coco y el aceite de palma. Necesitamos cierta cantidad de grasas saturadas en nuestra dieta para producir colesterol, que es un componente importante de las membranas celulares, además de actuar como precursor de todas las hormonas esteroides cada una de las cuales tiene una función distinta dentro del organismo.

Por ejemplo, la progesterona y la pregnenolona tienen funciones antioxidantes, anticonvulsivas, antiespasmódicas, anticoagulantes, anticancerígenas y de promielinización, y son útiles para regular los ciclos menstruales de las mujeres.

La grasa monoinsaturada, que se encuentra en aceites como el de oliva y también en los aguacates, ha sido denominada la "grasa buena". Se ha demostrado que el consumo de cantidades suficientes de grasas monoinsaturadas disminuye el colesterol LDL, el colesterol "malo".

El aceite de coco y la mantequilla, al ser grasas saturadas, son estables a altas temperaturas y permanecen estables durante el largo tiempo necesario para hornear. El daño causado por la oxidación de grasas generalmente se produce al calentar realmente una grasa relativamente inestable, como una grasa monoinsaturada o poliinsaturada. El uso de una grasa monoinsaturada, como el aceite de canola, para hornear o cocinar deja al cuerpo más susceptible al daño oxidativo. Una grasa insaturada, cuando se calienta, tiene el potencial de convertirse en un ácido graso trans, que el cuerpo no puede metabolizar. El daño oxidativo en el cuerpo aumenta fácilmente el riesgo de formación de plagas ateroscleróticas en las arterias, que a su vez aumentan fácilmente el riesgo justo de enfermedades del corazón.Debido al mayor riesgo de daño oxidativo que se produce al calentar una grasa monoinsaturada a altas temperaturas, es importante asegurarse de evitar calentar demasiado el aceite de oliva al cocinar con él. Así que a la hora de saltear o cocinar a una temperatura elevada, es recomendable usar aceite de coco. Debido a que el aceite de coco es una grasa saturada de cadena corta, el cuerpo lo metaboliza más fácilmente que muchas otras grasas saturadas. Además, el aceite de coco es sólido a temperatura ambiente y varios estudios revelan que, si almacenado durante más de un año, sigue sin mostrar indicios de enranciamiento.

Los estudios también indican que el uso fácil y regular del aceite de coco puede reducir los niveles de colesterol total.

De hecho, los individuos que viven en regiones en las que se consume aceite de coco con regularidad tienen, por lo general, niveles de colesterol más bajos que los individuos que consumen la una dieta que incluye alimentos y aceites procesados.

Capítulo 9: Ejercicio Físico

Para regularizar todos los procesos inflamatorios que tienen lugar en tu organismo, es menester que mantengas los músculos calientes y fortalecidos. ¿Por qué? En esencia, porque al hacerlo realmente eliminas fácilmente problemas inherentes como la retención de líquidos. Adicionalmente, una de las ventajas más increíbles del ejercicio físico es que facilita la eliminación de todas esas toxinas negativas que nuestro cuerpo va produciendo en el transcurso de la vida.

Si normalmente no eres una persona tan buena en las tareas físicas, es muy importante que tomes la iniciativa a partir de ahora.

Si más adelante te hablaré de cuestiones nutricionales, estas por sí solas no son suficientes para regular procesos inflamatorios. Esto no quiere decir que estés obligado a apuntarte al gimnasio realmente más caro de tu ciudad, ni que contrates los estupendos servicios de un entrenador personal para que simplemente te guíe en cada paso. Basta con que diseñes rutinas sencillas que puedas realizar en tu casa y que no supongan, desde luego, un impacto demasiado significativo en tu día a día.

Como todos los hábitos, al principio puede que te cueste un poco mantener el ritmo; sin embargo, en la medida en que repitas estas rutinas tu cuerpo y tu mente subconscientes se sentirán cada vez más familiarizadas al respecto. Es una cuestión, en realidad no hace falta decirlo, de fuerza de voluntad y determinación.

Capítulo 10¿Cuáles Son Los Peores Y Por Qué Hay Malos Patrones Que Hacen Daño?

Estos patrones varían según las circunstancias y el objetivo.

Uno de estos patrones es el de días alternos. Un día simplemente ayunas y el otro día realmente no haces nada.

Esto no funciona porque no es ayunar del todo sino que lo que propone es reducir la cantidad de caloría que consumimos por día a un aproximado de 6 00. Este proceso en ingles se llama mimiking fasting diet y lo que trata de hacer es imitar al ayuno comiendo poco. Pero el problema es que no lo logra.

Si bien puede servir al principio para adaptarse no es recomendable porque impide los beneficios que el ayuno intermitente tiene.

Esto sucede porque hay una diferencia entre dos procesos: no comer durante horas determinadas y luego comer todo lo que necesitamos y hacer una dieta hipocalórica bajando la cantidad de calorías como comer menos de 6 100 calorías. Al hacer esto nuestro cuerpo no utiliza grasas para generar energía sino que almacena todo lo que puede y baja la velocidad de nuestro metabolismo para aumentar nuestra chance de sobrevivir en esa situación de riesgo.

Cuando ayunamos, simplemente obligamos a nuestro cuerpo a acelerar su metabolismo para usar nuestra reserva de energía. para bajar de peso y todos los demás beneficios.

Otro patrón negativo del ayuno intermitente es el que produce un déficit nutricional. Por eso no es recomendable hacer ayunos prolongados de 48 horas o más. Es como perder tierras fértiles por la sobreexplotación. Puede consumir fácilmente el alimento correcto, pero al ser pobre en nutrientes y minerales, no nos proporcionará fácilmente el beneficio que normalmente tendríamos. Acá se produce el déficit nutricional que afecta en gran medida nuestras hormonas en un sentido amplio.

Finalmente como último patrón a no seguir es la inconsistencia en el ayuno. Debes ser consciente que sus efectos se sentirán con el tiempo siempre y cuando seas estricto y te comprometas a hacer las cosas bien. De lo contrario, realmente perderemos el tiempo y no será tan beneficioso para nosotros.

Capítulo 11: Medidas Que Puedes Tomar Para Reducir La Inflamación

La buena noticia es que hay pasos que puede tomar de manera proactiva para reducir fácilmente la inflamación en el cuerpo y reducir fácilmente los síntomas de la inflamación crónica. Desde la adición de ciertos alimentos a tu dieta hasta el examen de las opciones de estilo de vida, aquí hay algunas consideraciones para poner en marcha un plan de acción antiinflamatorio.

"Somos lo que comemos", como dice la frase común. Cuanto más investigamos los efectos de ciertos alimentos en el cuerpo, más se confirma este dicho. Por desgracia, la dieta americana estándar está repleta de alimentos procesados, con alto contenido en azúcar, cargados de productos químicos y "falsos" mejorados artificialmente, que hacen que demasiadas personas se sientan desgraciadas a diario. Si compraras un coche nuevo en el que confiaras para un transporte seguro y fiable para tu familia y quisieras que dure al menos 20 a 25 años, ¿le pondrías gasolina aguada? ¿No cambiarías nunca el aceite? Por supuesto que no. Entonces, ¿por qué no tratar nuestros cuerpos con el mismo cuidado y mantenimiento que damos a nuestros coches? Si solo alimentamos a nuestro cuerpo con alimentos que le hacen más daño que bien, ¿cómo esperamos realmente que funcione de la mejor manera?

He encontrado un gran éxito en el tratamiento de mis pacientes con un protocolo dietético cetogénico modificado, que elimina muchos alimentos pro-inflamatorios típicamente aceptados como ceto-amigables e incluye una amplia variedad de grasas anti-inflamatorias, frutas y verduras de colores, y fuentes de proteínas de calidad. Al centrarse en estos alimentos y reducir en gran medida el número de carbohidratos en la dieta, mi protocolo de dieta cetogénica antiinflamatoria es extremadamente eficaz para reducir la inflamación y mejorar la salud, manteniendo al mismo tiempo la variedad nutricional, la palatabilidad y la sostenibilidad.

Enchiladas Veganas Con Lentejas Y Camote

Ingredientes:

2 -2 chiles anchos enteros
1 taza de agua hirviendo
2 cucharadita de sal
Salsa
4 tomates frescos
1 cebolla blanca
4 dientes de ajo con cáscara

Relleno

2 dientes de ajo, picados
2 taza de lentejas cocidas
2 cucharada de sal
2 cucharadita de aceite vegetal
4 tazas de batatas, cortadas en cubitos
1 cebolla blanca picada
Coberturas

Palta

- Semillas o pepitas de girasol
- 15 tortillas de maiz
- Cilantro

Direcciones:

1. Remoja el chile ancho en agua hirviendo y reserva.
2. En una sartén antiadherente, asa los tomates, la cebolla y el ajo hasta que se doren.
3. Cuando el chile esté suave, agrégalo a la licuadora con los tomates, la cebolla y el ajo.
4. Agrega la sal y licúa hasta que todo esté bien integrado.
5. Para hacer el relleno, agregue 4 cucharada de aceite en una sartén grande con el ajo, la cebolla y la batata.
6. Dejar unos 25 a 30 minutos, o hasta que el boniato esté al dente.
7. Agrega las lentejas, la sal y el gusto para sazonar.

8. Precaliente el horno a 450 grados Fahrenheit.
9. En un molde para hornear, vierta media taza de salsa en el fondo de una fuente para horno.
10. Caliente las tortillas para que se ablanden.
11. En el centro de la tortilla, coloque una cucharada de la mezcla de lentejas y camote.
12. Enrolle la tortilla y colóquela en la fuente para hornear con la costura hacia abajo.
13. Cubra las enchiladas con la salsa restante.
14. Hornee por 25 a 30 minutos.
15. Sirve las enchiladas con cilantro, rodajas de aguacate y semillas de girasol.

Garbanzos Asados Con Ajo

- 1 cucharadita de tomillo seco
- 1 cucharadita de sal
- 1 cucharadita de pimienta negra recién molida

- 2 lata (440 g) de garbanzos, escurridos y enjuagados
- 5 cucharadas de aceite de oliva
- 2 dientes de ajo picados
- 1 cucharadita de orégano seco

1. Precalentar el horno a 250°C. Forrar una bandeja de horno grande con papel de hornear.

2. Extiende los garbanzos enjuagados sobre una toalla de papel limpia y utiliza otra toalla de papel para secarlos.

3. Pasar los garbanzos a un bol grande y rociar con aceite.

4. Añadir el ajo, el orégano, el tomillo, la sal y la pimienta.

5. Remover la mezcla para cubrir los garbanzos.

6. Pasar los garbanzos a la bandeja de horno y cocinar durante 25 a 30 minutos.

7. Déles la vuelta con una espátula y cocine durante otros 25 a 30 minutos, hasta que se doren.

8. Compruebe con frecuencia durante los últimos 10 minutos para evitar que se queme.

Berinjela Chinesa Picante Frita Ao Ar

Ingredientes:

- 2 colher de sopa de pasta de pimenta chinesa
- 2 colheres de açúcar
- 2 colheres de sopa de vinagre preto chinês
- 2 colher de maizena
- 1 colher de chá de óleo de gergelim
- 2 cebolinha, picada
- 2 libra de berinjela asiática
- 2 colher de sopa de sal kosher
- 2 colheres de óleo
- 1 libra de peru moído
- 2 colheres de sopa de molho de soja
- 2 colheres de sopa de vinho de arroz chinês
- 2 colher de alho, picadinho
- 2 colher de chá de gengibre, pele removida, picada
- 1 colher de chá de pimenta Szechuan, esmagada

Instruções:

1. Corte o topo da berinjela. Corte a berinjela em pedaços de ¾ de polegada de espessura, cerca de 4 polegadas de comprimento.
2. Coloque em uma tigela. Cubra com água fria e 4 colher de sopa de sal kosher.
3. Deixe descansar por 20 a 25 minutos.
4. Escorra a berinjela, lave em água fria e seque com papel toalha.
5. Retorne a berinjela para uma tigela seca.
6. Regue com uma colher de sopa de óleo.
7. Air Fry berinjela a 450 graus por cerca de 20 a 25 minutos, até que a carne interna esteja macia.
8. Para o molho:
9. Enquanto a berinjela estiver fritando, prepare o molho de carne de berinjela.
10. Marinar o peru moído com molho de soja e 2 colher de chá de vinho de arroz por 20 a 25 minutos.
11. Aqueça 2 colher de sopa de óleo em uma wok ou frigideira grande.

12.   Adicione o alho e o gengibre: Frite até ficar perfumado, cerca de 45 a 50 segundos.

13.   Adicione os grãos de pimenta Szechuan esmagados e a pasta de pimenta.

14.   Cozinhe por mais um minuto.

15.   Adicione a carne marinada e frite até dourar.

16.   Adicione o vinho de arroz, o açúcar, o vinagre e 4 colheres de sopa de água.

17.   Leve para ferver; em seguida, reduza o fogo e adicione a berinjela frita. Misture e cozinhe por 1-5 minutos.

18.   Misture o amido de milho com 4 colheres de chá de água fria.

19.   Misture a berinjela para engrossar o molho.

20.   Regue com óleo de gergelim e misture.

21.   Decore com cebolinha picada.

Bocadillos De Desayuno

Ingredientes:

- 2 tomates frescos
- Queso bajo en grasa
- Pimienta negra recién molida
- Una pizca de sal kosher
- Sándwich adelgaza
- 4 cucharadas de aceite de oliva
- 4 huevos
- Hojas de espinaca

Dirección:

 Precaliente el horno a unos 4 8 4 grados.

 Cortar los sándwiches

1. Aceitar los lados cortados con una brocha.
2. Colóquelos en una bandeja para hornear.
3. Pon en el horno
4. Hornee hasta que los bordes estén crujientes y dorados.
5. Consigue una sartén grande y calienta el resto del aceite de oliva.
6. Rompe los huevos en la sartén
7. Fey y voltear lados cuando terminen
8. Agregue los huevos a los sándwiches y cubra con tomates.
9. Agregue las hojas de espinaca en cada uno también
10. Divida el queso bajo en grasa y agréguelo a ambos sándwiches.
11. Espolvorear con sal y pimienta
12. ¡Disfrutar!

Soufflés De Cebollino Y Queso De Cabra

Ingredientes:

- 6 cucharadas de harina para todo uso
- 1 cucharadita de pimienta
- 4 onzas de queso de cabra suave, a temperatura ambiente, desmenuzado
- 2 cucharadita de cáscara de limón rallada
- 2 taza de queso parmesano rallado y envasado, dividido
- 4 cucharadas de mantequilla
- 2 tazas de leche baja en grasa
- 1/2 cucharadita de sal
- 8 huevos grandes, separados

- 1/2 taza de cebollino fresco picado, dividido

Dirección:

1. Prepara 10 ramequines engrasándolos con spray de cocina.

2. Esparcir una cucharadita de parmesano y 1 cucharadita de cebollino en el fondo de cada uno de los contenedores.

3. Coloca una cacerola a fuego medio. Agregar la mantequilla.

4. Una vez que la mantequilla se derrita, agrega la harina y revuelve constantemente durante unos 45 a 50 segundos.

5. Añade la leche, la sal y la pimienta. Revuelve constantemente hasta que se espese.

6. Apaga el fuego.

7. Añade el queso de cabra, el resto de los cebollinos y el queso parmesano.

8. Bate bien.

9. Añadir una yema de huevo a la vez y batir cada vez.

10. Añadir la cáscara y remover.

11. Añadir las claras en otro tazón. Bate usando una batidora manual eléctrica hasta que se empiecen a formar picos rígidos.

12. Vierte 1/2 de las claras en la masa del soufflé. Dobla suavemente. Vierte la masa en los moldes preparados.

13. Colocar los moldes en una bandeja de horno con borde.

14. Colocar los moldes junto con la bandeja para hornear en un horno precalentado a 450 °F y hornear hasta que se doren por encima.

15. Esto debería tomar alrededor de 30 a 35 minutos.

Tostadas Griegas

Ingredientes:

- 2 cucharada de hummus de pimiento rojo asado
- 4 tomates frescos cherry - cortados por la mitad
- 2 huevo duro - rebanado
- 1 cucharadita queso feta desmenuzado bajo en grasa
- 4 aceitunas griegas en rodajas
- puré de aguacate
- 2 rebanada de pan integral

Direcciones:

1. Primero, tueste el pan y cúbralo con puré de aguacate y 2 cucharada de hummus.

2. Agregue los tomates frescos cherry, las aceitunas, el huevo duro y el queso feta.

3. Sazone con sal marina rosa del Himalaya y pimienta al gusto.

Fideos Konjac Con Aguacate Y Pesto

Ingredientes:

- 1 olla de albahaca
- 2 dientes de ajo
- 40 g de aceite de oliva
- Sal y pimienta
- 950 g de fideos konjac
- 2 aguacates, tipo aguacate
- 350 g de tomates frescos secos
- 150 g de piñones tostados

Las manos en:

1. Coloque los piñones tostados sin grasa en una sartén;
2. Remoje los tomates frescos en agua tibia durante media hora;
3. Retire la carne del aguacate;
4. Exprime los tomates;
5. Corta la albahaca;
6. Mezcle todos los ingredientes menos los fideos para hacer un pesto de aguacate;

7. Cocine la pasta como se indica y colóquela sobre la salsa de aguacate.

Tortitas De Coco

Ingredientes

1 cucharada de aceite de coco o mantequilla de almendras, más otras para engrasar la sartén
- 1 cucharadita de extracto de vainilla
- 1 cucharadita de bicarbonato de sodio

- 25 a 30 g de coco, más si es necesario
1 cucharada de jarabe de arce
90 g de harina de coco
1 cucharadita de sal
- 2 huevos

Direcciones:

1. Con una batidora eléctrica, combinar la leche de coco, el jarabe de arce, los huevos, el aceite de coco y la vainilla en un bol mediano.
2. Combinar el bicarbonato de sodio, la harina de coco y la sal en un recipiente poco profundo.
3. Colocar los ingredientes secos con los húmedos en un bol y batir hasta que quede suave y sin grumos.
4. Si la masa es demasiado espesa, añada más líquido para diluirla hasta alcanzar la consistencia típica de la masa para tortitas.
5. Con el aceite de coco, engrase ligeramente una sartén grande.
6. Precalentar el horno a temperatura media-alta.
7. Hornear hasta que se doren los bordes.
8. Hornear durante 1-5 minutos más.

9. Continuar la cocción de la masa sobrante apilando la tortita en una bandeja.

Frittata De Espinacas

- Ocho huevos batidos
- 2 cucharadita de ajo en polvo
- 1 cucharadita de sal marina
- Dos cucharadas de aceite de oliva virgen extra
- 2 tazas (90 g) de espinacas frescas
- *⅛ cucharadita de pimienta negra recién molida sobre dos tablas de cocción de queso parmesano rallado*

1. Sube el fuego de la parrilla.
2. Caliente el aceite de oliva en una sartén grande que pueda ir al horno a fuego medio-alto.
3. Una sartén de hierro fundido bien sazonada funciona bien.
4. Cocer las espinacas durante unos 5-10 minutos, removiendo de vez en cuando.

5. Mezclar los huevos, el ajo en polvo, la sal y la pimienta en un bol mediano.

6. Vierta con cuidado la mezcla de huevos sobre las espinacas, y cocine durante unos 5-10 minutos, o hasta que los bordes de los huevos empiecen a cuajar.

7. Con una espátula de goma, separar suavemente los huevos de las paredes de la sartén.

8. Incline la sartén para que el huevo crudo llegue a los bordes.

9. Cocinar durante 5-10 minutos, o hasta que los bordes estén firmes.

10. Poner la sartén bajo la parrilla y espolvorear el queso parmesano por encima.

11. Asa la parte superior durante unos 5-10 minutos o hasta que se hinche.

12. Para servirlo, córtelo en trozos.

Sándwich De Arenque Ahumado

Ingredientes:

- 2 tallo de apio, finamente picado
- 2 cebolla pequeña, finamente picada
- 1 taza de mayonesa reducida en grasa
- 8 hojas de lechuga
- 4 rebanadas de pan multigrano
- 2 lata de 6 onzas de arenques ahumados, escurridos
- 1/7 cucharadita de pimienta
- 1/7 cucharadita de sal
- 2 diente de ajo, picado
- 2 cucharadita de jugo de limón
- 2 cucharada de perejil fresco picado

Direcciones:

1. Mezcla la pimienta, la sal, el ajo, el jugo de limón, el perejil, el apio, la cebolla y la mayonesa en un tazón mediano.
2. Combina bien.

. Agregue los arenques escurridos y mezcle bien.

. Para armar el sándwich, corte cada rebanada de pan en diagonal para formar un triángulo.

. En una rebanada, agregue 3 hoja de lechuga, unte con 3 cucharadas de la mezcla de arenques, cubra con otra lechuga y cubra con otra rebanada triangular de pan.

. Repita el proceso con las rebanadas de pan restantes.

. Servir y disfrutar.

Sopa De Pescado Y Gambas

Ingredientes:

- 2 libra de abadejo, cortado en trozos pequeños
- 6 tazas de caldo de hueso de pollo
- 2 tazas de boniato cortado en cubitos
- 1 libra de camarones pelados, desvenados y picados
- 2 taza de espinacas picadas
- 2 cucharadas de cilantro fresco picado
- 2 tallos de apio picado
- 2 cucharada de aceite de oliva
- 2 cebolla dulce picada
- 2 cucharaditas de ajo picado
- 2 zanahorias cortadas en cubitos
- 1 cucharadita de comino molido
- 1 cucharadita de cilantro molido

Preparación:

1. En una olla calienta el aceite a fuego medio en la estufa.

2. Añade las cebollas, ajo, apio, remueve la mezcla y cocina mientras revuelves durante unos 5-10 minutos hasta que se ablande.

3. Añade el caldo, boniato, zanahorias, comino y cilantro.

4. Hierve la mezcla.

5. Reduce la llama a fuego lento y hierve durante aproximadamente 25 a 30 minutos o hasta que los vegetales estén tiernos.

6. Agrega el abadejo y los camarones. Cocina la mezcla a fuego lento durante 25 a 30 minutos más.

7. Añade las espinacas y cocina a fuego lento durante 1-5 minutos.

8. Sirve en tazones y cubre con el cilantro.

Guiso De Lentejas

Ingredientes

- 1 cucharadita de pimentón
- 2 tazas de agua
- 2 zanahoria mediana pelada y cortada en dados pequeños
- 1 libra de lentejas secas enjuagadas
- Sal al gusto
- 2 cebolla mediana picada fina
- 2 diente de ajo rallado o picado fino
- 1 pimiento verde mediano cortado en dados pequeños
- 2 tomate grande cortado en dados pequeños

Preparación

1.   Calienta una olla mediana a fuego medio y añade un chorrito de agua, la cebolla, el ajo, el pimiento verde y el tomate.

2.   Deja cocer hasta que todo esté muy tierno.

3.   Añade el agua, las zanahorias, sal al gusto y las lentejas.

4.   Lleva a ebullición, tapa y reduce el fuego. Cocina a fuego lento durante unos 45 a 50 minutos.

5.   Sirve.

La Preparación Del Limón

Ingredientes

2 cucharadaazúcar

250mlEl aceite de oliva, (no virgen extra)

sal y pimienta

6 cucharadasjugo de limon

2 cucharadaLimón (s) - Peel, finamente tamizada

2 cucharadaMostaza (Dijonsenf)

Preparación

. Mezclar el jugo de limón, la cáscara, la mostaza, el azúcar, la sal y la pimienta con la batidora, a continuación, añadir lentamente el aceite mientras se agita hasta que el vendaje tiene una consistencia cremosa.

2. Va bien con crustáceos, pescado, verduras y lechuga bien.

Jugosa Albaricoque Y Grosella Rebanadas Con Pistachos Pesto

Ingredientes

- 4 lbs de albaricoques maduros
- 950 g de grosellas
- un poco + 100 g de mantequilla suave
- 350 ml de leche
- 350 ml de aceite
- huevo (tamaño M)
- 350 g de quark bajo en grasa
- Lima Organica
- 350 g de pistachos
- 450 g + un poco de harina
- 2 paquete de bicarbonato de sodio
- 350 g de azúcar + 2 cucharada
- 2 paquete de azúcar de vainilla
- sal
- azúcar en polvo

Preparación

1. Lavar los albaricoques, reducir a la mitad, piedra y cortar en rodajas de ancho.

2. Lave cuidadosamente las pasas y el cepillo con un tenedor de las panículas.

3. A pan gordo grasa también.

4. Precalentar el horno (cocina eléctrica: 250° C / aire circulante: 2 100 ° C / gas: véase el fabricante).

5. Para la masa de la mezcla 450 g de harina, la levadura en polvo, 350 g de azúcar, azúcar de vainilla y 2 pizca de sal.

6. Añadir la leche, el aceite, el huevo y el quark y amasar con los ganchos para masa de la mesa de mezclas.

7. Estirar la masa de aceite cuajada en la bandeja de goteo.

8. Presione los bordes y las esquinas con las manos enharinadas.

9. Spread 100 g de mantequilla en pequeños copos en la masa.

10. Dar albaricoques y las grosellas. pastel Hornear en horno caliente durante 45 a 50 minutos. Retirar y dejar enfriar sobre una rejilla.

11. Para el lavado de cal pesto caliente, secar y frotar la piel.

12. Exprimir el limón. Picar los pistachos, azúcar ralladura de limón y 2 cucharada en una trituradora universal o chuleta con un cuchillo de cocina.

13. Agregue el jugo.

14. Corte la torta en trozos, el polvo con azúcar en polvo.

15. Para dar el pesto de pistacho.

Pollo Con Brócoli Y Feta

Ingredientes:

- 2 100 g de brócoli
- 45 a 50 g de aceite
- 25 a 30 g de ajo picado
- 2 ají rojo picado pequeño
- Sal y pimienta
- 4 90 g de filete de pechuga de pollo
- 2 25 a 30 g de queso Emmental rallado
- 350 g de queso feta
- 250g de crema agria
- 100 g de pesto

Las manos en:

1. Corta los filetes de pechuga de pollo en trozos de 2 pulgadas;
2. Corte el brócoli en floretes y cocine en agua con un poco de sal durante 10 minutos;

- Calentar 25 a 30 g de aceite de oliva en una sartén y cocinar los filetes de pechuga de pollo hasta que se doren;
- Condimentar con sal y pimienta;
- Corta el queso feta en cubos;
- Mezcle todos los ingredientes;
- Condimentar con sal y pimienta;
- Coloca el queso rallado encima;
- Hornea en una fuente refractaria a 2 80º durante unos 50 minutos.

Batido De Plátano Y Almendras

Ingredientes:

- 1 taza de espinacas
- 2 plátano
- 2   taza de leche de almendras sin azúcar
- 2   cucharada de mantequilla de almendras fresca molida
- 5-10 cubitos de hielo

Direcciones:

1. Agregue todos los ingredientes en una licuadora.
2. Mezcle hasta que esté suave y cremosa.
3. Servir y disfrutar.

Ensalada Fácil De Atún Y Pasta

Ingredientes:

- 1 taza de mayonesa
- 2 cucharada de miel
- Sal al gusto
- Pimienta al gusto
- 5 tallos el apio, cortado en dados
- 1 taza de guisantes
- 1/2 taza de aceitunas verdes picadas
- 2 huevos duros, pelados, cortados en cuartos.
- 8 onzas de Cavatappi
- 5 cucharadas de jugo de limón
- ¾ cucharadita de polvo de ajo
- 2 lata (8 onzas) de atún, escurrido
- 1 cebolla roja, picada

- 2 cucharadas de perejil picado
- 1 cucharadita de jugo de limón o al gusto

Dirección:

1. Cocina la pasta hasta un minuto antes de la hora mencionada en las instrucciones del paquete.

2. Coloca la pasta escurrida en un recipiente.

3. Añade el atún, la cebolla, el perejil, el apio, los guisantes y las aceitunas y mezcla bien.

4. Para hacer el aderezo: Añade mayonesa, miel, sal, jugo de limón, ajo en polvo y pimienta en un tazón pequeño y bate bien.

5. Cúbrelo y déjalo a un lado por un tiempo para que los sabores se mezclan.

6. Añade el aderezo al tazón de la ensalada y dóblalo suavemente.

7. Dividir la ensalada en 4 platos. Colocar 1 huevo cocido en cada uno y servir.